DURCHHALTEN!

Wie Anne 17 Wochen mit hohem Risiko für eine Frühgeburt durchhielt und am Ende gesunde Zwillinge auf die Welt brachte

Anne und Thomas Fröhlich

Hinweis
Die Ratschläge in diesem Buch wurden von den Autoren sorgfältig erwogen und geprüft. Die Autoren besitzen keine medizinischen Fachkenntnisse und das Buch versteht sich nicht als medizinischer Ratgeber. Alle Angaben erfolgen ohne Gewähr oder Garantie seitens der Autoren.

Dieses Buch ist auch als E-Book erhältlich.

Copyright © 2017 Anne und Thomas Fröhlich
c/o AutorenServices.de, König-Konrad-Str. 22, 36039 Fulda
Alle Rechte vorbehalten.
Umschlaggestaltung: Lesia (germancreative)
Umschlagfoto: © depositphotos.com

ISBN-13: 978-1548274368
ISBN-10: 1548274364

Widmung

Für Felix und die Zwillinge

Inhaltsverzeichnis

	Danksagung	7
1	Prolog	9
2	Die 20. Woche	11
3	Zehn Ideen	15
	3.1 Seid Optimistisch	16
	3.2 Informiert euch	21
	3.3 Visualisieren	27
	3.4 Tagesroutinen	30
	3.5 Neue Hobbies	34
	3.6 Singen und sprechen	36
	3.7 Lecker Essen	38
	3.8 Freunde und Familie	43
	3.9 Glaube	45
	3.10 Bittet um Hilfe	47
4	Das Happy End	49
5	Epilog	53

Danksagung

Danke an euch, unsere Zwillinge, dass Ihr mit uns seid und unser Leben so wertvoll macht. Es ist eine Freude, mit euch jeden Tag zu starten und zu verbringen. Und danke dafür, dass ihr ab und zu schon vor 22 Uhr im Bett wart und immer brav euren Mittagsschlaf gehalten habt.

Vielen Dank auch an die Erfinder der Elternzeit, die uns viele wunderbare Momente mit euch ermöglicht hat. Ohne diese Zeit wäre ein Schreiben des Buches nicht möglich gewesen.

Vielen Dank an die Lektoren Sarah, Ralph, Katrin, Björn, Friederike, Heike und Corina für eure wertvollen Hinweise und Korrekturen.

Danke an Felix für deine schützende Hand.

1 Prolog

Im Jahr 2015 brachte meine Frau Anne in der 37. Schwangerschaftswoche zwei gesunde Zwillinge zur Welt. Was sich ganz normal anhört, war eher ein kleines Wunder.

Denn Anne wurde in der 20. Schwangerschaftswoche ins Krankenhaus eingewiesen. Sie hatte eine Infektion und der Gebärmutterhals hatte sich stark verkürzt. So stark, dass nun ein großes Risiko für eine Früh- oder Totgeburt bestand.

In diesem kleinen Büchlein wollen wir euch erzählen, wie sie es trotz widriger Umstände und geringer Hoffnung der Ärzte bis in die 37. Woche geschafft hat. Nicht nur um unsere Geschichte zu erzählen, sondern auch und vor allen Dingen um euch Hoffnung zu machen und euch Ideen an die Hand zu geben, was ihr selbst tun könnt, wenn ihr in der gleichen Situation seid.

Natürlich ist jede Schwangerschaft anders und nicht alle Fälle werden so glücklich enden wie unsere. Aber wenn wir euch auch nur ein wenig Mut machen können und die Zeit bis zur Geburt eurer Kleinen etwas verlängern, ist unser Ziel schon erreicht.

Die Verhaltensweisen, die aus unserer Sicht zu einem so glücklichen Ende geführt haben, konnten wir erst im Nachhinein erkennen.

Um euch nicht zu langweilen, haben wir versucht, das Buch so kompakt zu halten, dass ihr es in einer Stunde durchlesen könnt. Wir hoffen, ihr findet die eine oder andere Idee hilfreich und entdeckt Ansätze, die euch Kraft und Mut geben.

Vielleicht habt ihr auch noch andere Ideen oder Dinge, die für euch gut funktioniert haben. Oder ihr wollt uns erzählen, wie unser Buch euch geholfen hat. Dann würden wir gerne per Email von euch hören: durchhalten-buch@gmx.de.

2 Die 20. Woche

Es war Freitag. Wir hatten vor, das Wochenende im Allgäu zu verbringen. Am Samstag war Valentinstag und wir hatten ein schönes Wellnesshotel gebucht, um uns von den Alltagsstrapazen zu erholen. Außerdem wollten wir die Halbzeit der Schwangerschaft feiern – wir waren in der 20. Woche angekommen.

Unsere Koffer lagen schon fertig gepackt im Auto, als das Screening der Pränatal-Diagnostik in der 20. Woche durchgeführt wurde. Die Untersuchung lief ohne Auffälligkeiten und wir waren erleichtert über die guten Ergebnisse.

Am Ende der Untersuchung fragte meine Frau den Arzt, ob er noch kurz die Länge des Gebärmutterhalses messen könnte. Der Gebärmutterhals ist der unterste Abschnitt der Gebärmutter, der die Kinder von der Außenwelt trennt. Anne war etwas beunruhigt, da sich dieser laut Mutterpass innerhalb der letzten zwei Wochen von 5 cm auf 3,5 cm verkürzt hatte. Ihr

Frauenarzt meinte bei der letzten Messung, dass die 3,5 cm in der 18. Woche noch im normalen Bereich wären.

Der Arzt vermaß also per Ultraschall den Gebärmutterhals erneut. Das Ergebnis war mehr als beunruhigend - 2,5 cm. Ein Zentimeter weniger innerhalb von zwei Wochen! Der Arzt zeigte uns eine Tabelle und meinte dann besorgt, dass 2,5 cm wirklich das unterste Limit darstellen, bevor Maßnahmen ergriffen werden müssen.

Wir erzählten ihm von unseren Plänen, das nun bevorstehende Wochenende über zu verreisen und fragten ihn, was er darüber denke. Er riet uns von der Reise ab, da sich der Gebärmutterhals durch eine lange Autofahrt noch weiter verkürzen könnte. Dann gab er Anne einen weiteren Termin für den kommenden Montag, an dem er die Länge des Gebärmutterhalses erneut vermessen wollte. Nach kurzer Überlegung sagten wir schweren Herzens die Reise ab, auf die wir uns so gefreut hatten. Das sollte sich in der Folge als gute Entscheidung herausstellen...

Am gleichen Tag bekam Anne abends starke Magenschmerzen und wir fuhren deshalb ins Krankenhaus. Dort wurden Leukozyten im Urin gefunden - ein Anzeichen für eine Infektion. Daraufhin wurden ihr Antibiotika verschrieben, um diese Infektion zu behandeln. Im Nachhinein erfuhren wir, dass eine Infektion der häufigste Grund für die Verkürzung des Gebärmutterhalses ist [6].

Am nächsten Montag wurde also der Gebärmutterhals nochmals gemessen. Das Resultat war niederschmetternd. Der Gebärmutterhals hatte nur noch eine

Länge von 1,9cm. „Ich muss Sie postwendend ins Krankenhaus schicken" sagte ihr der Arzt und rief ein Taxi.

„Nicht schon wieder", dachte Anne und Tränen liefen ihr die Wange herunter. Vor zwei Jahren hatten wir unseren Sohn in der 20. Schwangerschaftswoche unter sehr schwierigen Umständen verloren. „Nochmals durch diese Hölle gehen?" Anne war nicht sicher, ob sie das noch einmal durchstehen könnte.

Sie rief mich mit zitternder Stimme an und erzählte, was passiert war. Ich konnte hören wie sie mit den Tränen kämpfte, und auch ich war den Tränen nahe. Es war undenkbar, dass uns das nochmals passieren sollte... Es durfte einfach nicht sein! Und doch, die Wahrscheinlichkeit war hoch, dass es dieses Mal erneut ein schlechtes Ende nehmen könnte. Ich sprach kurz mit meinem Chef und brach sofort von der Arbeit in Richtung Krankenhaus auf.

Anne wurde bereits in der Notaufnahme erwartet, der Arzt hatte dort schon angerufen. Nun erfolgte eine weitere Untersuchung, bei der Urin und Blut überprüft und drei Abstriche vorgenommen wurden. Mehr als Liegen und Warten auf die Ergebnisse der Untersuchungen konnte man erst mal nicht tun. Ein Pessar, das ist ein Ring, der den Muttermund verschließt, konnte wegen der Kürze des Gebärmutterhalses nicht mehr eingesetzt werden.

Anne erinnerte sich an eine Geschichte ihres Vaters. Der wurde eines Tages von einer Biene in den Hals gestochen, als er bei seinen Bienenstöcken arbeitete. Er hatte vorher unzählige Male Stiche bekommen, aber dieses Mal reagierte er allergisch darauf. Er bekam Panik. Als Imker wusste er, dass er in so einem Fall nur 20 Minuten Zeit hatte um Hilfe zu holen, ansonsten würde der Tod drohen. Er war ganz alleine mit seinem Auto dort und hatte kein Handy dabei. Nun bekam er fast keine Luft mehr. Er setzte sich und dachte: „Wenn du dich nicht beruhigst, dann wirst du hier sterben". Er zwang sich, ruhiger zu werden und konzentrierte sich auf den Atem, der nur sehr mühsam floss. Er konnte ganz langsam einige Atemzüge einatmen. Nur ganz langsam ging das Atmen besser, bis er wieder etwas zu Kräften kam und mit dem Auto nach Hause fahren konnte. Seine Frau brachte ihn ins Krankenhaus, wo er gerade noch rechtzeitig behandelt werden konnte...

Jetzt galt es auch für sie, ruhig und optimistisch zu bleiben. Nur dann würde sie es schaffen, das Krankenhaus mit gesunden Kindern zu verlassen.

Und so begann die lange Zeit des Bangens, Hoffens und Wartens.

Unser Tipp für alle Schwangere: Ihr könnt z.B. mit einem speziellen Handschuh den pH – Wert in der Scheide messen. Dieser ist bei einer Infektion der Scheide (bakterielle Vaginose) häufig erhöht. Lasst eine Infektion unbedingt frühzeitig behandeln. Hilfreiche Informationen findet man unter [7]. Alternative Diagnosemethoden (z.B. pH – Streifen) findet ihr unter [8] oder ihr fragt direkt bei eurem Frauenarzt oder in der Apotheke nach.

3 Zehn Ideen

Im Folgenden wollen wir euch unsere 10 Ideen vorstellen. Lasst euch inspirieren. Wir hoffen, ihr findet die Eine oder Andere für euch hilfreich!

3.1 Seid Optimistisch

Am zweiten Tag kam ein Oberarzt der Frühgeburtenstation ins Zimmer und wollte Anne sprechen. „Sie sind noch in einem sehr frühen Zeitpunkt in der Schwangerschaft und ich möchte sie gerne darüber informieren, was alles bei einer frühen Geburt passieren kann", sagte er mit ernster Miene.

Ärzte sind in Deutschland gesetzlich dazu verpflichtet, ab der 24. SSW alles für das Überleben der Kinder zu unternehmen. Er bot uns an, dass wenn wir es wollten, sie auch schon ab dem jetzigen Zeitpunkt alles medizinisch Mögliche für die Kinder unternehmen würden. Die Risiken seien aber sehr hoch, dass Kinder so früh in der Schwangerschaft nicht überleben oder mit schwerwiegenden Behinderungen auf die Welt kommen würden.

Freunde von uns hatten in der 23. SSW einen Sohn bekommen. Die Geburt kam aus heiterem Himmel und es gab große Komplikationen. Der Kleine hatte sich mit einem ungeheuren Überlebenswillen durchgekämpft. Durch eine Infektion hat er Schäden am Gehirn davongetragen. Anne erzählte von diesem Fall, der im gleichen Krankenhaus auf die Welt gekommen war. Der Arzt kannte den kleinen Jungen und somit musste er nicht mehr viel erzählen. Anne wollte keine weiteren Informationen darüber, was noch alles passieren könnte. Das würde der Moral nicht helfen. Das sagte sie dem Arzt auch so.

Sich auszumalen, was es bedeuten würde, wenn beide mit schwerer Behinderung auf die Welt kommen würden oder nur eines der beiden Kinder überleben würde, oder gar keines... Nein, wir wollten uns das gar nicht erst vorstellen und schoben die Gedanken sofort zur Seite. Es wird nicht passieren. Keine Schwarzmalerei. NEIN. Sie kommen jetzt noch nicht auf die Welt! Es ist noch alles in Ordnung, die Kinder sind noch im Bauch. Und dort sollen sie auch noch eine ganze Weile bleiben!

Der Oberarzt war nun sehr einfühlsam aber gleichzeitig sachlich, was meiner Frau gefiel. Und er machte ihr Mut: „Auch wenn die ganze Länge des Gebärmutterhalses abgestrichen ist, dann gibt es immer noch einen Ring, der die Kinder in der Gebärmutter hält. Wie bei einem Luftballon", meinte er. Weiterhin erwähnte er, dass die Ärzte schon zufrieden seien, wenn die 30. Woche erreicht würde. Also war unser erstes Ziel klar: Die 30. Woche.

Anne war aber noch in der 20 Woche. Das waren noch 10 lange Wochen, insgesamt siebzig Tage! Die Kinder waren momentan noch gar nicht überlebensfähig. Das nächste Etappenziel war deshalb die 24. Woche.

Dann könnten die Ärzte die Lungenreifespritze geben und damit die Überlebenschancen der Kinder deutlich erhöhen.

Aus Wikipedia: Als Lungenreifung bezeichnet man den Vorgang der funktionellen Entwicklung der Lungen. Sie findet vor der Geburt statt und ist Voraussetzung für das Einsetzen der Lungenatmung unmittelbar nach der Geburt. Störungen der Lungenreifung führen zum Ersticken nach der Geburt, problematisch ist die Lungenreifung vor allem bei Frühgeborenen. Gesteuert wird die Lungenreifung vor allem durch Glucocorticoide

Die Verabreichung von Glucocorticoiden und Schilddrüsenhormonen fördert die Lungenreifung. Bei Frühgeborenen vor der 28. Schwangerschaftswoche ist das Atemnotsyndrom (...) die wichtigste Todesursache.

Bei drohender Frühgeburt (...) versucht man durch zweimalige Gabe von Betamethason im Abstand von 24h an die Mutter, die Lunge des Kindes in einen reiferen Zustand zu versetzen, als es dem (...) Alter entsprechen würde.

Mit diesen Informationen wurde sie dann erst mal sich selbst überlassen. Natürlich will man in dieser Situation mehr wissen und versucht dann, sich im Internet kundig zu machen.

Man glaubt gar nicht, was es da alles gibt. In den verschiedenen Foren kann man alles Mögliche zu ähnlichen Fällen lesen, von der großen Katastrophe bis hin zum „ist alles super gelaufen". Anne wusste, dass sie sich mit pessimistischen Aussichten keinen Gefallen tun würde.

Und Pessimismus hätte so ausgesehen:

Variante a) Frühgeburt vor der 24. Woche. Die Kinder hätten keine Überlebenschance und kommen tot auf die Welt.

Variante b) Die Kinder kommen in der 24. Woche oder kurz danach auf die Welt, mit einer sehr hohen Wahrscheinlichkeit für ein Auftreten bleibender Schäden.

Sie suchte deshalb gezielt nach positiven Meldungen. Der Erfolg sollte ihr Recht geben...

Die Angestellten im Krankenhaus, sowohl Ärzte als auch Krankenschwestern, hatten eine der aus unserer Sicht wichtigsten Aufgaben leider nur mit Note Mangelhaft erfüllt: Den Patienten zu ermutigen, optimistisch zu bleiben. Sie hatten stattdessen mit gefühlter Distanz alles immer sehr neutral formuliert. Damit ja keine falschen Hoffnungen geweckt werden.

Es gibt viele wissenschaftliche Studien, die eindeutig belegen, dass es eine starke Verbindung zwischen dem Einfühlungsvermögen des Arztes und einer positiven Gesundheitsentwicklung des Patienten gibt [10]. Dies wäre eine günstige, effektive und nebenwirkungsfreie Art gewesen, die Patientin zu behandeln.

Meine Frau sagte dem Personal mit voller Überzeugung, dass die Geburt am Ende noch eingeleitet werden muss. Dafür erntete sie meist nur Blicke, die in Richtung „Arme Frau..." gingen. Nur selten kam dann die Aussage, dass es durchaus so sein könnte. Wenn dem aber so war, dann machte ihr das natürlich Mut.

Es gab auch immer öfters widersprüchliche Aussagen von verschiedenen Ärzten, da die Ärzte der Visite öfters wechselten. Das hat natürlich nicht sehr zur Beruhigung beigetragen. Sie hörte Sätze wie diesen: „Man weiß nie, die Kinder können morgen kommen, oder aber auch später". Das war natürlich weder präzise noch in irgendeiner Art hilfreich, im Gegenteil...

Am Anfang war Anne sehr irritiert wegen der verschiedenen Aussagen, aber irgendwann nahm sie diese als Anzeichen eines normalen Krankenhausbetriebes wahr und machte sich weniger Gedanken darum. Sie nahm die Informationspolitik ab nun selbst in die Hand. Sie merkte sich die Namen der Ärzte und überhäufte sie mit allen möglichen Fragen, die ihr während des Tages kamen und die sie sich dann notiert hatte. Und das täglich und mit Methode: Gefragt, informiert, erledigt.

Auf die Frage, wie es Ihr geht, antwortete sie stets mit „gut" und gab nur dann detailliertere Informationen, wenn ihr etwas wehtat.

Ihr habt es selbst in der Hand, welche Informationen ihr euch sucht. Unser Rat: Nicht nach katastrophalen Meldungen suchen und optimistisch bleiben. Wissenschaftliche Studien zeigen, dass Optimismus positive Auswirkungen auf die Gesundheit hat. [9]

3.2 Informiert euch

Eine Thematik, die uns zu dieser Zeit sehr beschäftigte, war die Gabe der Lungenreifespritze.

Ab der 24. Schwangerschaftswoche („23+4" im Ärztejargon, was so viel wie der 5. Tag in der 24. Woche bedeutet, denn die Woche fängt mit 23+0 an) kann die sogenannte Lungenreifespritze gegeben werden. Diese reduziert die Wahrscheinlichkeit negativer Folgen einer Frühgeburt deutlich.

Bis zur 24. Woche waren noch vier Wochen Zeit. Und diese Zeit wollten wir nutzen, um uns genauer zu informieren. Dazu recherchierten wir zunächst im Internet und baten dann auch einen Kinderarzt und die Oberärztin, uns dazu näher aufzuklären.

Im Internet filterten wir aus der Unmenge an Informationen die Folgenden heraus, die wir für hilfreich und glaubwürdig hielten:

Das Leben vor der Geburt *– Spiegel Online, 2012*
[1]
„Für die Lungenreifung sind Steroide sehr effektiv, aber wir wissen, dass sie Nebenwirkungen haben (...). Die Betamethason-Kinder waren deutlich unruhiger und nervöser als ihre Altersgenossen. Überdurchschnittlich viele plagten sich mit Verhaltensstörungen wie dem Aufmerksamkeitsdefizitsyndrom ADHS. Ihr Intelligenzquotient lag durchweg um einige Punkte niedriger als jener der Kontrollgruppe.
Seit 2009 ist deswegen die Empfehlung, die Lungenreifungsmittel nur einmal zu geben und auf die bis dahin übliche Wiederholung der Therapie zu verzichten. Nach der vollendeten 34. Schwangerschaftswoche wird ganz auf die Injektion verzichtet."

Und speziell für Zwillinge: **"Auswirkungen antenataler Betamethason - Applikation zur Induktion der fetalen Lungenreife bei Zwillingsschwangerschaften"** *- Dissertation von Hannah Clara [2]*
„Es bleibt unklar, inwiefern die Gabe von BET(amethason) bei Zwillingen zu einer Verbesserung des frühgeburtlichen Reifegrades und der frühgeburtlichen Sterblichkeit führt. (...) Bei Mehrlings–Schwangerschaften (gibt es) die Empfehlung, sorgfältig die Notwendigkeit des Einsatzes vorgeburtlicher Glukokortikoide (Wirkstoff BET) zur LRI (Lungenreife) abzuwägen. Bestehen im Rahmen einer Zwillingsschwangerschaft im Zeitraum von 23+5 bis 33+6 SSW Frühgeburtsbestrebungen, ist es ratsam, die Indikationsstellung einer LRI mit BET durch Testverfahren wie die Fibronektin - (...) Bestimmung

sorgfältig zu prüfen, um eine unnötige BET - Gabe, die mit Nebenwirkungen und Langzeitfolgen (...) assoziiert ist, zu vermeiden."

Die wichtigsten Aussagen für uns

• Die Lungenreifespritze ist sehr effektiv zur Verbesserung der Lungenfunktion und damit zur Reduktion des Risikos von Infektionen.

• Es gibt nicht unerhebliche Nebenwirkungen und Langzeitfolgen, daher sollte man auf eine zweite Gabe verzichten.

• Mit Hilfe des sogenannten Fibronektintests kann man unnötige Gaben der Lungenreifespritze vermeiden.

Der Fibronektintest wird im Rahmen einer gynäkologischen Untersuchung als Abstrich aus der Scheide durchgeführt und zeigt nach wenigen Minuten ein Ergebnis. Ein negativer Fibronektintest gibt einer Schwangeren 99,2% Sicherheit, dass innerhalb der nächsten 14 Tage keine Geburt erfolgen wird. [3]

Wir wollten natürlich alles dafür tun, unseren Kindern keinen Schaden zuzufügen und ihnen die bestmögliche Chance zu geben, gesund auf die Welt zu kommen. Wir hatten daher auch um einen zweiten Termin mit einem der Kinderärzte gebeten, der die Frühgeborenen in der Kinderklinik betreut.

Der Arzt war sehr freundlich und erklärte uns ausführlich, dass Kinder, die rechtzeitig eine Lungenreifespritze bekommen, deutlich weniger Komplikationen und Infektionen aufweisen als solche, die die Lungenreife nicht bekommen hatten. Er klärte uns darüber auf, dass die Lungenreife nur für etwa drei Wochen anhält, und man dann die Spritze erneuern müsse. Auch würde man die Spritze nur maximal zwei Mal geben. Im Normalfall hieße das also, dass die Spritze in der 24. Woche und in der 27. Woche gegeben wird. Wenn die Kinder also in der 31. Woche auf die Welt kommen würden, so hätten sie keinen Schutz mehr und man würde auch keine Lungenreifespritze mehr geben. In der 31. Woche ist das Kind natürlich schon viel reifer, aber die Lunge ist immer noch nicht so weit, dass sie alleine arbeiten könnte.

Dann wollten wir von der Oberärztin mehr zum Thema Fibronektintest wissen. Dieser Test wurde bei Anne noch kurz vor dem Gespräch gemacht und war zum Glück negativ. Wir wollten erfahren, wie sie zum Test steht und ob man die Gabe der Lungenreifespritze durch den Test vermeiden könnte. Doch mit der Oberärztin hatten wir nicht viel Glück. Richtig eingegangen auf das Thema Fibronektintest ist sie nicht. Das Thema wurde trotz mehrfachen Nachfragens schnell und wirsch abgebügelt: „In unserem Hause ist die Vorgehensweise so, dass die Lungenreifespritze in der 24. SSW und dann wieder in der 27. SSW gegeben wird."

Wir fühlten uns nicht ernst genommen. Anscheinend kommt es sehr selten vor, dass Patienten eigene Fragen stellen und das Vorgehen der Klinik in Frage stellen. Natürlich ist es verständlich, dass sich die Krankenhäuser keiner Unterlassung schuldig machen wollen. Allerdings sind es die Eltern, die für ihre Kinder verantwortlich sind und diese nachher wieder mit nach

Hause nehmen. Und es sind die Kinder, die mit möglichen Langzeitfolgen leben müssen. Somit plädieren wir dafür, Eltern ausführlich aufzuklären, wenn sie die Entscheidung zur Gabe der Lungenreifespritze treffen müssen. Und dazu gehört unserer Meinung auch eine ausführliche Information über den Fibronektintest.

Wie ist es also bei uns gelaufen? In der 24. Woche hatte sich der Gebärmutterhals nochmals drastisch verkürzt, nun auf 1,0 cm. Wir waren extrem nervös und haben uns große Sorgen gemacht. Daher haben wir uns dazu entschlossen, die Lungenreifespritze geben zu lassen.

In den nächsten Tagen und Wochen blieb der Gebärmutterhals stabil, er legte sogar nochmal um zwei Millimeter an Länge zu, die allerdings bald wieder verstreichen sollten. Anne fragte sich jede Woche beim Ultraschall zur Messung des Gebärmutterhalses nervös, ob ihr Zentimeter noch da ist. Dazu kam das Bangen alle 14 Tage, als der Fibronektintest gemacht wurde: „Bitte sei negativ, bitte..."

Mit der Zeit wurden wir immer zuversichtlicher, dass die Kinder noch lange im Bauch aushalten würden. Aus diesem Grund hatte sich Anne auch nicht nochmals die Lungenreifespritze geben lassen. Sie ist auch nicht dem Rat ihres Frauenarztes gefolgt, das Krankenhaus in der 30. SSW nur mit Lungenreifespritze zu verlassen. Man muss dazu sagen, dass wir von den Ärzten im Krankenhaus auch nicht mehr auf das Thema angesprochen wurden. Wir hatten ein gutes Gefühl mit dieser Entscheidung. Natürlich beharrten wir aber darauf, dass ab nun alle 14 Tage der Fibronektintest durchgeführt wurde.

Unser Rat: Lasst euch von euren Ärzten zum Thema Fibronektintest informieren. Fragt nach und bleibt hartnäckig!

3.3 Visualisieren

"SELBST DER LÄNGSTE WEG BEGINNT MIT DEM ERSTEN SCHRITT" – CHINESISCHES SPRICHWORT (LAO TSE).

Meine Frau dachte an diesen Satz, als Sie einen Kalender zeichnete, der die Zeit bis zur 40. SSW darstellte. „Aber bitte nicht so steil, ohne Berge und schön flach"...

Jeder Tag des Kalenders hatte ein eigenes Kästchen, jede Woche ein Extrafeld und am Schluss stand die 40. Woche. An jedem Tag hatte sie kurz vor dem ins Bett gehen ein Kreuz gemacht. Manchmal auch früher, wenn sie zuversichtlich war. Alle Kreuze der Woche wurden am Sonntag nochmals fett nachgezeichnet: Wieder eine Woche geschafft!!!

Am Ende jeder Woche stand ein Smiley. Jeden Sonntag wurde die abgeschlossene Woche mit einer Pizza gefeiert. „Der Smiley hat schon ein Pizza-Gesicht", sagte Sie augen-zwinkernd. Es wurden 11 Pizzas bis zur

Geburt der Zwillinge. Weiterhin hatte sie die Geburtstage eingezeichnet, die in der Familie schon belegt waren:

Februar – ist viel zu früh (hier auf gar keinen Fall!). Im März hat unser kleiner Felix schon Geburtstag, im April Mama, im Mai Papa. Juni wäre noch frei. Somit war für uns klar, dass die Kinder erst im Juni kommen dürfen, und das hatten wir ihnen so auch immer wieder gesagt.

Anfang Juli wäre der offizielle Geburtstermin, aber Zwillinge werden meistens in der 38. Woche geholt. Also stand für uns fest: Der Juni wird für euch reserviert. „Hausarrest bis Juni!", meinte Anne zu den Kindern und baute mental ein gemütliches Nest im Bauch.

Anne sagte den Kindern: „Bitte dieses Mal auf Mama hören. Wenn Ihr auf der Welt seid, dann könnt Ihr Dinge auch mal anders machen". Sie dachte an den Film „Terminal" mit Tom Hanks, bei dem er auf einem Flughafen festsitzt. Die Türen gehen auf und zu, aber der Hauptdarsteller darf nicht aus dem Flughafen hinaus. „Genau so!", sagte Sie zu den Kindern, „egal wie weit die Tür aufgeht, ihr bleibt drinnen. Ganz fest an der Wand festhalten, ihr habt ja gute Kletterer in der Familie". Annes Cousin ist ein sehr guter Kletterer, der auch schon den El Capitan im Yosemite Nationalpark in mehreren Tagen mit Übernachtungen im Fels hochkletterte.

Die Visualisierungen hat sie dann auf viele Bereiche angewandt. Immer wenn z.B. wieder neue Bakterien gefunden wurden, hat sie sich deren genauen Namen geben lassen. Mit dieser Information hat sie dann später im Internet nachgeschaut, wie die Bakterien aussehen. Dann hat sie sich vorgestellt, wie sie die Bakterien in Photoshop aus ihrer Gebärmutter löschte. Die Ärzte schauten verwundert, als Sie ihnen dies erzählte. Noch überraschter waren sie dann, als bei der nächsten Untersuchung diese Bakterien tatsächlich weg waren. Dafür kamen später immer wieder andere Bakterien, und sie löschte weiter...

Anne vernähte mental Ihre Gebärmutter, betonierte den Ausgang zu und verklebte ihn mit Sekundenkleber. Sie nannte den Gebärmutterhals liebevoll ihren „Superzentimeter". Wenn alles gut laufen würde, wollte sie von einem Meterband einen Zentimeter abschneiden und ihn einrahmen und aufhängen.

Sie stellte sich unsere Familie vor, wie wir alle zu viert auf einer Wiese spazieren. Sie zeichnete diese Szene und hängte sie neben die Bilder der 3D-Ultraschalluntersuchung an die Wand.

Hört sich alles ziemlich verrückt an? Ist es vielleicht auch, aber die Methode hat für Anne gut funktioniert. Visualisierungen funktionieren wirklich. Es gibt wissenschaftliche Studien, die dies belegen. Wobei ich glaube, dass Photoshop dort nicht erwähnt wird...

„SPORNE DEINEN VERSTAND MIT GROSSEN GEDANKEN AN, DENN DU WIRST NIE WEITER KOMMEN, ALS DU DENKST."
(BENJAMIN DISRAELI, 1804-1881)

3.4 Tagesroutinen

Annes Ziel für jeden Tag war es, optimistisch zu bleiben. Das hört sich einfacher an, als es ist, und Anne hatte oft Durststrecken zu überbrücken.

Denn negative Einflüsse gibt es viele im Krankenhaus: Schlechte Befunde (Gebärmutterhals ist wieder kürzer geworden), negative Emotionen der Nachbarin (die selbst ihre Krisen hat) oder durch schlechte Nachrichten (die Frau aus dem Nebenzimmer mit der Frühgeburt).

Hier half es ihr, den Kopfhörer aufzusetzen und lustige Videos anzuschauen, die ich Ihr auf ihr Handy spielte. Wenn ihr alles zu viel wurde und sie spürte, wie eine Angstwelle in ihr hochkam, dann hörte sie fröhliche Musik. Das war bei ihr meistens „La Vida es un Carnaval" von Celia Cruz.

Neben der Musik hatte Anne sich Routinen geschaffen, die ihr durch den Tag halfen:

Aufstehen (oder das, was man „Aufstehen" nennt als Liegepatient: Auf den Knopf drücken und in Sitzposition fahren) und umziehen in normale Sachen, um nicht den ganzen Tag im Schlafanzug zu verbringen.

Nun folgte der „Guten Morgen" Gruß an die Stadt, der sie sehr an den Film „Und täglich grüßt das Murmeltier" erinnerte. Der hatte ja auch ein Happy End.

Dann ein ausgiebiges Frühstück. Hierzu wurde das Krankenhausfrühstück mit eigenen Zutaten (siehe auch Kapitel 7) aufgepeppt. Sie war regelmäßig die Letzte beim Frühstück. Aber das war ihr egal, sie hatte schließlich keine Eile.

Weiter ging es mit dem Warten auf die Visite. Wann immer ihr tagsüber eine Frage einfiel, hatte sie diese notiert und konnte nun die Ärzte (teilweise sehr zu deren Verdruss) mit ihren Fragen überhäufen. Ihr gab es ein gutes Gefühl, wenigstens ein bisschen informiert zu sein und zu bleiben. Auf die Frage, wie es ihr geht, sagte sie immer „gut". So kam es, dass auch der Chefarzt bei einer seiner Visiten Zuversicht äußerte, dass sie noch einige Wochen durchhalten würde.

Vor dem Mittagessen kam noch der Termin beim CTG (Kardiotokographie / Wehenschreiber). Anfangs wurde das CTG noch bei ihr direkt im Bett gemacht. Später aber, als sie ein paar Schritte mehr machen durfte, war die Freude groß, dass sie ein Stockwerk mit dem Aufzug herunterfahren konnte. Das war das einzige Mal am Tag, dass sie aus dem Zimmer hinauskam. Es kam ihr immer vor wie ein kleiner Ausflug: Neue Leute im Aufzug treffen - Schwangere, Frauen mit kleinen Babys oder Kinder mit Gipsfuß. Sie erfreute sich an den kleinen Dingen. Im CTG konnte sie die Herzen der Kleinen hören und ihnen gut zureden, noch lange im Bauch auszuhalten. Manchmal waren die kleinen Mäuse schwierig aufzufinden und man musste mit dem Ultraschall nachschauen, ob das Herz noch schlug. Das waren immer wieder kleine Schreckensmomente, aber sie redete sich ein, dass die Kleinen gerne Verstecken spielten.

Dann wurde das Mittagessen serviert, von dem sie bald schon genau wusste, wie jede Soße und jede Suppe schmeckten. Das Essen wiederholte sich alle paar Wochen. Sie fotografierte den Speiseplan und wusste, auf was sie sich an diesem Tag freuen konnte (oder auch nicht..). Das Brötchen vom Frühstück hortete sie in der Schublade für das Mittagessen, das schmeckte besser als die in Folie eingeschweißte Brotscheibe.

Nach dem Mittagessen kamen bald zwei Kochshows im Fernsehen. Darauf freute sie sich besonders. Zum Glück war das Mittagessen schon rum, es wäre sicher sehr frustrierend gewesen, nach den leckeren Speisen im Fernsehen das „leckere" Krankenhausessen zu bekommen... Der Mittag war somit gerettet und Anne war wieder zwei Stunden beschäftigt.

Nebenher begann Anne mit einem neuen Hobby. Sie lernte zu häkeln. Aber mehr dazu in Kapitel 5. Hier hatte sie mehr als genug zu tun.

Nun verging die Zeit nur langsam. Oft bekam Anne aber Besuch, und das war der wahre Höhepunkt des

Tages. Abends kam ich sie dann besuchen und brachte etwas Warmes zu Essen mit, das wir dann gemeinsam verspeisten. Sie freute sich sehr darauf, da Vespern nicht ihre Sache ist und es im Krankenhaus nichts Anderes gab. Aber mehr dazu später.

Routinen helfen dabei, sich auf kleine Dinge am Tag zu freuen. Das wiederum hilft, optimistisch zu bleiben.

3.5 Neue Hobbies

Im Krankenhaus hat Anne Häkeln gelernt. Das war eigentlich eher Zufall als Absicht. Eine Freundin hatte ihr ein Häkelbüchlein, eine Häkelnadel und Wolle gekauft und gemeint, sie wolle Ende der Woche mit einer Frau vorbeikommen, die gut häkeln kann. Diese würde ihr zeigen können, wie das funktioniert.

Anne hatte noch nie gehäkelt, wollte aber wenn die Frau zu Besuch käme, auch nicht ganz ahnungslos dastehen. Ihr Ehrgeiz war also geweckt, zumindest die Grundlagen des Häkelns zu verstehen. Also hatte sie sich aus Youtube eine Anleitung heruntergeladen und losgelegt (Internet auf dem Handy ist eine tolle Erfindung, insbesondere im Krankenhaus wo man sonst für Internet teuer bezahlen muss).

Ihre erste „Mütze" hatte nicht einmal auf ihren kleinen Finger gepasst, so klein war sie geworden. Die nächste Mütze war schon etwas größer, und bald hatte sie eine

Mütze gehäkelt, die vielleicht einem Kind passen könnte (wie sich herausstellte, sollte sie perfekt auf den Kopf unserer kleinen Tochter passen).

Als die Frau nun Ende der Woche vorbeikam, war Anne nicht mehr blutige Anfängerin, sondern hatte schon drei Tage Häkelerfahrung, was sie mächtig stolz machte! Das Häkelfieber hatte sie gepackt. Bald schon fing sie an, Puppen zu häkeln und verschenkte bald ihren ersten selbst gehäkelten Fisch an ihre Zimmernachbarin. Mit ihrem neuen Hobby verging die Zeit viel schneller. Sie hatte Spaß daran, Puppen für unsere Kinder zu häkeln und stellte sich vor, wie sie damit spielen würden. Somit war nicht nur ein Zeitvertreib gefunden, der Spaß machte, sondern es bildete sich damit auch eine schöne Verbindung zu den Kindern.

Sie häkelte an einer langen Decke für das Mädchen - jeden Tag eine Zeile mehr. Sie stellte sich vor, dass die Kinder erst kommen konnten, wenn beide Decken (eine für das Mädchen und eine für den Jungen) fertig wären. Jede Zeile waren 100 Stiche, das würde Zeit benötigen...

Und so kam es dann auch: Die zweite Decke für den Jungen haben Annes Mutter und Anne wirklich erst kurz vor der Geburt fertiggestellt, und das sollte noch eine ganze Weile dauern.

Häkeln macht Spaß, ist einfach und es gibt tolle Anleitungen für alle möglichen Puppen, die euren Kindern später Freude bereiten werden. Versucht es doch einmal selbst!

3.6 Singen und Sprechen

Jeden Tag hatte Anne den Kindern zwei baskische Lieder vorgesungen, welche sie als Karaoke - Version aus Youtube heruntergeladen hatte. Das war eine besonders schöne Art der Kommunikation mit ihnen. Eines der Lieder besang das Wachstum der Kinder – „Ich wachse und wachse". Dabei hatte sie den Kindern gezeigt, in welche Richtung sie wachsen sollen und dort auf den Bauch geklopft, wo sie Beine und Arme vermutet hatte. Sie hatte oft mit den Kindern gesprochen und sich vorgestellt, wie unsere Tochter den Sohn an den Beinen festhält, damit er nicht herauskommen kann (sie lag oben im Bauch, er unten, und nur 1 cm trennten ihn von der Außenwelt).

Das andere Lied war ein uraltes Lied, das sie an ihren Vater erinnerte. Sie sang es als Kind schon gerne und es handelt von einem glücklichen Bauern, der oben auf den Bergen in einem kleinen weißen Häuschen lebt und einen Sohn und eine Tochter hat.

Aus dem Krankenhauszimmer sah sie ein kleines weißes Häuschen auf den Weinbergen stehen. Sie malte sich aus, wie sie da einmal hoch laufen würde mit dem Zwillings-Kinderwagen, wenn die Kleinen auf die Welt wären und dann herunter schauen würde auf das Zimmer, wo sie jetzt lag.

Monate später tat sie das dann wirklich, so wie sie es sich damals vorgestellt hatte.

Am Anfang sang sie nur, wenn die Zimmernachbarin in der Dusche oder im Flur war. Später war es ihr egal, wenn die Nachbarin da war. Diese störte das Singen auch nicht, im Gegenteil. Sie fanden die Lieder und das Ritual schön.

Redet euren Kindern gut zu. Sie können nachweislich schon Stimmen unterscheiden. Und sicher beruhigt es die Kinder, wenn die Mutter ein schönes Lied singt. Dann ist alles in Ordnung und die Kleinen fühlen sich geborgen.

3.7 Lecker Essen

Die Ernährung während der Schwangerschaft spielt eine wichtige Rolle. Umso wichtiger musste die Ernährung in unserer Situation sein, in der es unbedingt notwendig war, Mutter und Kinder zu stärken und eine gute Entwicklung der Kinder sicherzustellen. Ich hatte einiges zum Thema Ernährung in der Schwangerschaft gelesen und in dem Buch „Better Baby book" [4] wertvolle Tipps gefunden (wenn auch der Autor aus meiner Sicht etwas damit übertreibt, was eine schwangere Frau so alles zu sich nehmen sollte).

Eines war aber ziemlich sicher: Fünf Scheiben in Plastik eingepacktes Brot, zwei Scheiben Wurst und ein Scheibe Scheiblettenkäse zum Abendessen waren sicher nicht die optimale Nährstoffversorgung für die Mutter und unsere Kleinen. Genau so sah aber das Abendessen im Krankenhaus aus.

Anne schickte ihren baskischen Freundinnen per Whatsapp ein Bild vom Abendessen. Diese meinten zuerst, dass sie Witze macht. Aber seht selbst, hier das WhatsApp - Protokoll:

Anne: Hier ein Bild vom Abendessen heute.

Freundin1: Was ist das denn? Eine Scheibe Scheiblettenkäse? Du machst Witze mit dem Essen! Im Ernst??

Anne: Jawohl!

Freundin2: Sowas muss man sich erst mal trauen als Krankenhaus!

Anne: Das ist kein Witz, das ist das Abendessen vom ersten Tag. Heute gibt es zwei Scheiben Käse, zwei Scheiben Lyoner, Brotscheiben und Butter. Jeden Abend das gleiche. Deshalb hat mir Thomas die Pizza gebracht. Das Frühstück und Mittagessen sind ok, ich sammle es wie ein Mäuschen in der Schublade.

Freundin3: Sei tapfer!

Freundin4: Die Leute haben noch nicht mitbekommen, dass du für Drei essen musst, oder? Oh je!

Freundin5: Mensch, was für ein Schreck! Ich wollte dich schon nach der Adresse fragen, um dir Idiazabal-Käse und spanischen Jamon-Schinken zu schicken!

Die Freundin glaubte immer noch, dass meine Frau Witze machte und meinte, es muss Ihr ja gut gehen, wenn sie noch solche Witze macht...

[Nächster Tag]

Freundin5: Hallo, wie geht's? hast du schon zu Abend gegessen? Nochmal eine Käsescheibe?

Anne: Danke für die positiven Energien! Ja, sie haben die Käsescheiben gebracht, und ich habe sie zurückgeschickt! Thomas hat mir Rühreier mit Champignons gebracht! :)

Freundin2: Aber was glauben die dort? Die haben keine Ahnung was gut ist. Wissen sie nicht, dass du Baskin bist? Wir essen hier richtig zu Abend...!

Anne: Allerdings...

Was sich lustig anhört, war eigentlich gar nicht witzig. Aber es war Ansporn genug, sich ins Zeug zu legen und selbst tätig zu werden. Und somit kochte ich jeden Abend etwas Leckeres für Anne. Geholfen hat dabei auch die Mikrowelle, die im Aufenthaltsraum stand und in der ich das Essen dann vor Ort aufwärmen konnte. Nur am Sonntag gab es eine Ausnahme, das war unser Pizza - Abend (ungesund, aber wohl verdient!).

Hier für euch eine Auflistung der Dinge, die wir in verschiedenen Büchern als hilfreich und gesund erachtet haben und mit denen wir Annes Krankenhaus - Essen ergänzt und bereichert haben:

- Viele Früchte, bevorzugt solche mit niedrigem Zuckergehalt. Das waren bei Anne meist Blau- und Himbeeren, die sie hauptsächlich zum Frühstück aß.
- Kaffee minimieren
- Viele gesunde Fette zu sich nehmen (Avocados,

Olivenöl, Walnüsse). Der Salat wurde mit Olivenöl angemacht. Zum Frühstück fügte sie Walnüsse und Avocados hinzu.
- Zweimal die Woche Bio - Rindfleisch oder Lamm sehr guter Qualität.
- Zweimal die Woche Lachs mit wertvollen Omega-3 Fettsäuren
- Viel Gemüse
- Eiweiß von Eiern, d.h. mindestens ein Ei pro Tag

Ergänzungsmittel
- Vitamin D
- Krillöl (extra Omega 3 Fettsäuren)
- Gynvital oder ähnliches Präparat (hat viele Inhaltsstoffe)
- Folsäure

Das Buch Aktuelle Ernährungsmedizin (Georg Thieme Verlag KG Stuttgart) von 2009 bestätigt - zumindest was die Omega-3 Zufuhr angeht - unser Vorgehen: „Empfohlen wird (...) eine regelmäßige Zufuhr langkettiger Omega-3-Fettsäuren vor dem Hintergrund einer deutlichen Risikoreduktion für frühe Frühgeburten und zur Förderung einer optimalen visuellen und kognitiven Entwicklung des Fötus und des Neugeborenen.(...) (Die empfohlene) Zufuhrmenge kann durch den Verzehr von 1–2 Portionen fettreichem Meeresfisch pro Woche erreicht werden."

Neben meinen bescheidenen Kochkünsten hatten uns Freunde, die hervorragend kochen (und selbst zwei Kochbücher geschrieben haben [5]) einige Male bekocht. Und als meine Schwiegereltern zu Besuch kamen, hatte uns Annes Vater jeden Abend mit leckerem baskischem Essen verwöhnt.

3.8 Freunde und Familie

Besuch von Freunden hilft einem durch den langen Tag und kann auch helfen, positiv zu bleiben. Dabei ist es notwendig, dass dich der Besuch aufheitert und nicht noch weiter belastet. Fühlt in euch hinein, wie es euch nach dem Besuch geht. Wenn er mehr Energie kostet, als dass er euch Energie bringt (negative Gedanken, Probleme der Leute, Familienthemen, usw.), dann bittet den Besuch lieber, nicht mehr zu kommen.

Bei Anne war das nicht der Fall. Sie freute sich über jeden Besuch und machte Quatsch mit Kindern von Freunden, bis sie selbst ganz müde war. Die Mädchen fanden das elektrische Bett ganz toll und hatten viel Spaß beim Hoch- und Runterfahren.

Der Besuch von Annes Eltern aus Spanien war eine große Freude. Ihr Vater hatte uns die ganze Woche über lecker bekocht und wir hatten das Glück, dass das Krankenhauszimmer während ihrer Anwesenheit nur durch Anne belegt war. Somit hatten wir es kurzum in ein Esszimmer umfunktioniert, zu viert zu Abend gegessen und uns ein bisschen wie zu Hause gefühlt, mit spanischer Tortilla und spanischem Schinken! „Wie eine Zigeunerfamilie am Lagerfeuer", scherzte Anne und lachte.

Gegen später durfte sie einmal in der Woche am Sonntag mit dem Rollstuhl in die Cafeteria fahren. Das war eine große Sache, wieder mit dem Besuch am normalen Leben teil zu haben. Man glaubt gar nicht, wie viel Kraft und Lebensfreude das gibt! Ein Kaffee mit etwas Süßem auf der sonnigen Terrasse des Krankenhauses, das war schon was! Da war es ihr egal, dass alle dort in ihren weißen Krankenhauskitteln saßen. Es war für Anne etwas, worauf sie sich die ganze Woche freute.

Wie im letzten Kapitel beschrieben ist gutes Essen sehr wichtig. Wenn ihr also im Krankenhaus Besuch von Freunden bekommt, die gerne kochen, dann bittet sie doch, statt Blumen lieber etwas Leckeres zu Essen mitzubringen.

3.9 Glaube

GLAUBE VERSETZT BERGE – ALTES SPRICHWORT

Vor zwei Jahren haben wir unseren ersten Sohn Felix im fünften Schwangerschaftsmonat verloren. Diese Zeit war für uns sehr schwierig und hat uns emotional auf eine harte Probe gestellt. Damals hatte es uns sehr geholfen, mit einem Psychologen über unseren Schmerz zu sprechen. Wir hatten uns nach dem Schicksalsschlag eine Auszeit gegönnt und die Welt ein Jahr lang bereist. Während dieser Reise hatten wir öfters das Gefühl, einen Schutzengel dabei zu haben.

Auch jetzt in der Schwangerschaft hatte Anne das Gefühl, dass sie von einem höheren Wesen beschützt wird. Meine Frau ist nicht getauft und hat auch bis vor einiger Zeit nicht an Gott geglaubt. Viele Dinge, die seit dem Tod von Felix passiert sind, haben sie aber immer mehr davon überzeugt, dass es einen Gott und ein Leben nach dem Tod gibt.

Egal ob ihr an Gott, Allah oder an sonst eine höhere Macht glaubt: Der Glaube an dessen Beistand gibt Kraft und Energie. Auch mir half es sehr, zu Gott zu beten und ihn zu bitten, uns beizustehen und zu helfen.

3.10 Bittet um Hilfe

In der 30. Woche wurde Anne aus dem Krankenhaus entlassen. Kurz zuvor sprach sie noch mit der Oberärztin vor der Cafeteria. „Wir sehen uns in der 38. Woche wieder", sagte Anne zum Abschied. Die Oberärztin lachte wohlwollend und meinte, dass die 36. Woche auch super wäre.

Anne freute sich auf ihr Zuhause und auf das Gefühl einer „normalen" Schwangerschaft. Sie sollte nun auch weiterhin liegen. Das war nun aber hauptsächlich auf dem Sofa, was natürlich gravierende Nachteile mit sich brachte:

- Keine Zimmernachbarin, mit der man sich austauschen konnte
- Keine Krankenschwester, die man rufen konnte, wenn man ein Problem hatte
- Kein Liegebett, welches man je nach Bedarf verstellen kann, damit die Position etwas angenehmer wird

- Keine pünktlich ans Bett gelieferten Mahlzeiten

Dies führte relativ schnell zu Spannungen zu Hause. Nachdem ich von einem langen Tag bei der Arbeit nach Hause kam, sollte ich nun noch einkaufen, dann kochen für den Abend und den nächsten Mittag, und meine Frau dann möglichst gut noch aufheitern und unterhalten. Es war mir ziemlich schnell klar, dass das nicht lange gut gehen konnte. Wir entschlossen uns sehr zeitnah dazu, Annes Mutter zu bitten, ob sie nicht zu uns kommen und uns helfen könnte.

Dass das mit der Schwiegermutter im Hause nicht nur Vorteile hat, kann man sich vielleicht denken. Und so es gab in der Folge auch einige Spannungsmomente zwischen uns in unserer kleinen Wohnung. Trotzdem waren wir sehr froh, dass Anne nicht alleine war und die Mutter ihr durch den Tag half. Das war sicherlich ein weiterer wichtiger Grund dafür, wie sie noch 7 Wochen im Liegen zu Hause aushalten konnte.

Fragt frühzeitig um Hilfe. Jetzt ist der Zeitpunkt, an dem ihr sie am meisten benötigt. Auch wenn es ab und zu anstrengend sein kann, so lange Zeit jemanden zu Hause zu haben, durchzuhalten lohnt sich allemal!

4 Das Happy End

Mittlerweile war die 36. Woche erreicht. Dass wir dieses Datum erreichen würden, hätte vorher niemand für möglich gehalten.

Bei Anne wurde zu dieser Zeit eine Schwangerschafts- Cholestase diagnostiziert. Dies bedeutet, dass der Fluss der Gallenflüssigkeit in den Darm behindert wird und der Spiegel der Gallensäure im Blut ansteigt. Bei so einer Cholestase tritt dann meist ein starker Juckreiz in den Beinen und im Bauch auf, der bei Ihr aber nicht sehr ausgeprägt war. Sie kann auch gefährlich für das ungeborene Kind werden.

Die Ärzte legten Anne nah, die Geburt nun bald einzuleiten. Der Termin für die Einleitung wurde in die 37. Woche gelegt, auf den Freitag der darauffolgenden Woche. Es war also absehbar, wann die Kinder spätestens auf die Welt kommen würden.

Anne sprach weiterhin täglich mit den Kindern und

sagte ihnen nun, dass sie ab jetzt gerne auf die Welt kommen könnten, um die Einleitung zu umgehen. Bekannte von uns hatten schlechte Erfahrungen mit der Einleitung gemacht und wir wollten uns diese gerne ersparen.

Alles das, was Anne für die Kinder häkeln wollte (inklusive zweier Mobiles für den Wickelraum), war mittlerweile fertiggestellt. Sie hatte von ihrer Freundin, einer Fotografin, noch Fotos mit Babybauch machen lassen. Jetzt war Anne bereit für die Kinder.

Am Montagabend, vier Tage vor dem geplanten Termin für die Einleitung, platzte dann die Fruchtwasserblase beim Abendessen – es ging los!

Um 22 Uhr wurde Anne ins Krankenhaus eingeliefert. Sie wollte eine natürliche Geburt und keinen Kaiserschnitt. Das war mit Zwillingen etwas ungewöhnlich, aber die Lage der Kinder ließ eine natürliche Geburt zu und wir konnten nach diesem langen Warten nun auch noch die paar Stunden länger aushalten, die eine natürliche Geburt dauern würde. Nachdem am Ende alles so gut lief, waren wir felsenfest davon überzeugt, dass auch die Geburt ohne Komplikationen ablaufen würde.

Und so kam es dann auch. Es ging alles sehr schnell. Der Muttermund war schon 6 cm geöffnet und wir wurden schon nach einer Stunde in das Gebärzimmer gebracht. Etwa um 23:30 meinte Anne dann, dass sie auf keinen Fall Kinder mit zwei verschiedenen Geburtstagen haben wollte. „Ich habe gerade bei meiner Freundin mitbekommen, was für ein Stress Kindergeburtstage sind, und ich will auf keinen

Fall zwei Mal feiern müssen". Ich war beruhigt. Wenn sie noch über solche Dinge nachdachte, dann konnten die Schmerzen noch nicht so stark sein.

Anne überlegte noch, ob sie eine PDA (Periduralanästhesie, d.h. die Schmerzempfindung in den Nerven wird ausgeschaltet) wollte, nachdem sie von der Hebamme gefragt wurde. Sie wollte wissen, ob die Schmerzen noch steigen würden. So wie sie derzeit waren, konnte sie sie wahrscheinlich aushalten. Die Ärztin brachte mir einige Unterlagen, die ich durchlesen und unterschreiben sollte. Aber ganz ehrlich: Wie sollte ich in dieser Situation drei eng beschriebene Seiten durchlesen, verstehen und mich bewusst für die Gabe des Medikaments entscheiden können?

Zur Unterschrift kam es dann auch nicht mehr. Die Ärzte meinten, dass es für eine PDA nun schon zu spät wäre. Somit hatte sich das Thema von selbst erledigt.

Nach etwas mehr als vier Stunden hatte Anne zwei gesunde Kinder auf natürliche Art geboren – einen Jungen und ein Mädchen. Die beiden wogen 2600g und 2300g. Wir waren endlich zu viert!

Nach all dem Hoffen, Bangen und Beten, nach der ganzen Verzweiflung der ersten Tage und Wochen, nach genau 113 Tagen, konnten wir unser Glück kaum fassen.

Um sechs Uhr morgens lagen wir noch im Kreißsaal, jeder mit einem gesunden Baby im Arm. Die Welt um uns herum schien stehen geblieben zu sein. Nichts außer dem, was in diesem Raum passierte, war noch wichtig. Die Kinder lebten und waren gesund.

Wir waren unendlich dankbar und glücklich – und sind es immer noch.

5 Epilog

Anne durfte mit den Kleinen auf die normale Geburtsstation. Sie war froh darüber, dass sie das Babygeschrei aus den anderen Zimmern hören durfte. Sie konnte aufstehen und zum Frühstücksraum mit dem Babywagen gehen, mit dem gleichen Frühstück wie auf der anderen Station, aber hier konnte sie sich selbst bedienen. Sie fühlte sich wie im Hotel.

Es war genau das, diese „unbedeutenden Kleinigkeiten", was Anne immer wollte: Auf der normalen Geburtsstation mit zwei gesunden Kinder zu liegen. Sie hatte es geschafft. Sie hatte durchgehalten bis zum Ende.

Und du kannst es auch!

Verweise

[1] Spiegel Online – Das Leben vor der Geburt
www.spiegel.de/spiegel/print/d-86505890.html

[2] Induktion der fetalen Lungenreife bei Zwillings–
schwangerschaften: Wirksamkeit und Nebenwirkungen
antenataler Betamethasontherapie, Hannah Clara
www.diss.fu-berlin.de/diss/receive/FUDISS_thesis_000000096499

[3] Test auf Indikator für eine Frühgeburt
dgk.de/frauengesundheit/schwangerschaft/fruehgeburt/fibronektin-test.html

[4] The Better Baby Book: How to Have a Healthier,
Smarter, Happier Baby, 2013, Lana und David Asprey

[5] Omas Küchen: Traditionelle badische Rezepte, 2010,
Katrin und Ralph Schäflein

[6] Gynäkologie und Geburtshilfe für Pflegeberufe, 2013,
Andrea Löseke, Xaver Skibbe

[7] Baby und Familie - Einer Frühgeburt vorbeugen
www.baby-und-familie.de/Schwangerschaft/Einer-Fruehgeburt-vorbeugen-Was-hilft-wirklich-492951.html

[8] Bakterielle Vaginose: Diagnose
www.geschlechtskrankheiten.de/bakterielle-vaginose/diagnose

[9] Harvard Health Watch - Optimism and your health
www.health.harvard.edu/heart-health/optimism-and-your-health
Zeit Online - Gesunder Optimismus
www.zeit.de/zeit-wissen/2010/06/Optimismus-Positives-Denken

[10] Effective physician-patient communication and
health outcomes: a review. Stewart MA1. CMAJ. 1995;
152(9):1423-33.

Über die Autoren

Thomas und Anne Fröhlich schreiben dieses Buch unter Pseudonym, da die Geschichte sehr persönlich ist.

Thomas ist Ingenieur, Musiker und Hobbygärtner. Anne ist Architektin und derzeit noch Mama in Vollzeit. Sie hat für deutlich mehr Emotionen in diesem Buch gesorgt.

Beide reisen sehr gerne und haben nach ihrer Weltreise das Abenteuer „Kinder" in Angriff genommen. Sie konnten ja nicht ahnen, wie groß dieses Abenteuer wird...

Printed in Poland
by Amazon Fulfillment
Poland Sp. z o.o., Wrocław